AF602729

FAC-SIMILE

DU

MUSÉE DUPUYTREN

DE PARIS

DIRECTEUR LÉO GROSS

LIVRET RAISONNÉ & DESCRIPTIF

donnant

LES DÉTAILS LES PLUS INTÉRESSANTS ET LES PLUS INSTRUCTIFS A LA FOIS SUR TOUS LES SUJETS SCIENTIFIQUES, ARTISTIQUES ET CURIOSITÉS COMPOSANT CETTE INCOMPARABLE GALERIE

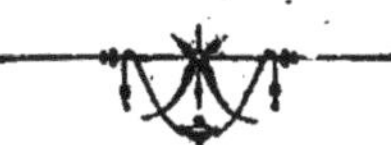

LYON

IMPRIMERIE A. WALTENER ET Cie

14, rue Belle-Cordière, 14

1887

FAC-SIMILE

DU

MUSÉE DUPUYTREN

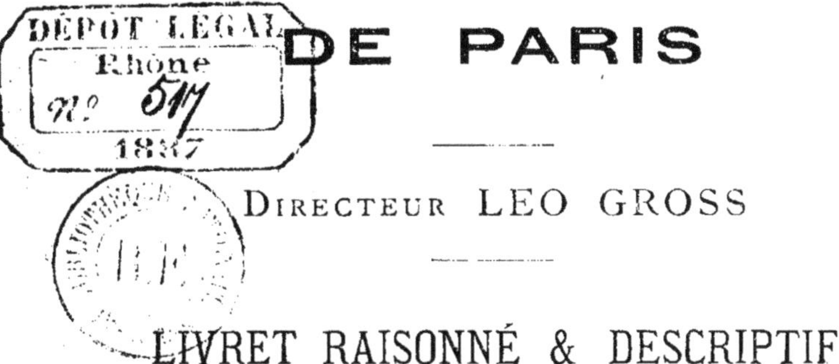

DÉPOT LÉGAL
Rhône
n° 517
1887

DE PARIS

DIRECTEUR LEO GROSS

LIVRET RAISONNÉ & DESCRIPTIF

donnant

LES DÉTAILS LES PLUS INTÉRESSANTS ET LES PLUS INSTRUCTIFS A LA FOIS
SUR TOUS LES SUJETS SCIENTIFIQUES, ARTISTIQUES ET CURIOSITÉS
COMPOSANT CETTE INCOMPARABLE GALERIE

LYON
IMPRIMERIE A. WALTENER ET Cie
14, rue Belle-Cordière, 14

1887

Chers Visiteurs,

Permettez-moi de vous guider tout en vous expliquant les nombreux sujets qui composent ce Musée Anatomique, Musée dont je suis fier à juste titre, car il est presque exclusivement *l'œuvre signée de* Jules Talrich, l'artiste le plus éminent en ce genre, le modeleur d'anatomie en cire de la Faculté de médecine et de la Morgue de Paris ; artiste dont les travaux scientifiques sont appréciés et recherchés par les Ecoles de Médecine les plus célèbres du monde entier ; vous pouvez donc être certains, Chers Visiteurs, de ne voir dans cette galerie que du réalisme vrai, scientifique, artistique et intéressant au plus haut degré.

Je dois aussi vous prévenir que je dévoilerai d'abord à vos yeux les merveilleux mystères de la structure intérieure et du fonctionnement des organes du corps humain chez l'homme, la femme et l'enfant, à l'état normal, c'est-à-dire en santé parfaite et suivant la règle.

Par contre : j'offrirai également à vos regards ces mêmes êtres humains, atteints et ravagés par la maladie, les accidents, les grandes opérations, les vices et les crimes, puis enfin les monstruosités naturelles et curiosités scientifiques.

Mais je m'arrête là, convaincu de la vérité du précepte d'Horace, que :

.... Pour bien comprendre,
Il vaut souvent mieux voir qu'entendre.

Commençons donc si vous le voulez bien par *Le Squelette de l'homme.*

ANATOMIE HUMAINE NORMALE

PREMIÈRE PARTIE

OSTÉOLOGIE

1. — Squelette d'homme bien conformé (adulte).

Le squelette humain ou charpente humaine se compose de 251 et quelquefois de 253 os.

Pour la tête................	54 ou 55	os
» le cou................	8	»
» la poitrine.............	38 ou 39	»
» les lombes............	5	»
» le bassin.............	7	»
Pour les membres supérieurs...	74	»
» » inférieurs...	66	»
Total.....	252	»

Le squelette d'homme de moyenne taille pèse, sec, de 4 kilos 70 à 6 kilos 50.

2. — Le Squelette de la femme bien conformée pèse, sec, de 3 kilos 125 à 4 kilos 50.

Le squelette de la femme est en général facile à reconnaître en ce qu'il est plus petit, plus grêle; les saillies osseuses sont moins prononcées, la tête est moins volumineuse et plus allongée d'avant en arrière, mais c'est surtout par la configuration du bassin que le squelette de la femme se reconnaît, les os iliaques sont plus renversés en dehors, ce qui donne de la largeur aux hanches, et les ouvertures en sont plus larges que chez l'homme.

3. — Squelette d'enfant à terme, neuvième mois de la vie intra utérine.

DEUXIÈME PARTIE

MYOLOGIE

ou

ETUDE DES MUSCLES DU CORPS HUMAIN

AU NOMBRE DE 350 ENVIRON

Les muscles, vulgairement nommés chair ou viande, sont rouges et formés de faisceaux, composés eux-mêmes d'un nombre infini de fibres, à la manière d'une corde ou d'un câble composé de brins de chanvre ; chacun des muscles du corps humain est isolé des autres muscles qui l'entourent par une enveloppe nacrée, nommée aponévrose, qui augmente sa force et en facilite le glissement ; les muscles s'attachent par leurs extrémités qui sont d'une autre nature, d'un moindre volume, d'un blanc jaunâtre nacré, plus solides, nommées tendons, au squelette auquel ils impriment tous les mouvements imaginables, par leur raccourcissement et leur entrecroisement combinés ; cela sous l'influence de la volonté du cerveau de l'homme transmise télégraphiquement aux muscles par les nerfs.

4. 5. 6 et **7.**— Cette étude complète des muscles est représentée sur quatre sujets en staff peint.

Le premier sujet, ou écorché, représente un homme de vingt-cinq ans, bien conformé, étendu sur le dos; la peau de tout le côté gauche a été conservée, afin de faire mieux comprendre l'anatomie des formes, puisqu'elle se trouve partout en regard avec les muscles de la couche superficielle des régions antérieures et latérales du corps humain.

Le deuxième sujet, ou écorché, est préparé de la même manière que le premier, mais étendu sur la poitrine et le ventre, il montre, outre l'anatomie des formes d'un côté, tous les muscles superficiels des régions postérieures et latérales du corps humain.

Les troisième et quatrième sujets montrent tous les muscles des couches moyenne et profonde, avec leurs attaches sur le squelette visible en grande partie.

Cette œuvre a été combinée de telle sorte que le professeur peut, sans dérangement aucun et sans enlever ni démonter aucune partie, montrer aux élèves, la forme, les attaches et la superposition de tous les muscles jusqu'à la charpente osseuse.

NOTA. — Cette étude des muscles est la plus complète, qui ait été faite jusqu'à ce jour en relief peint;

---

8. — **Régiomontanus**, Savant astronome allemand. Né en 1436, mort en 1476.

Cet homme, désireux de répandre la science, exigea que son neveu Max Grégorius, médecin à Dresde, disséquât son corps et en fit l'objet d'études publiques, ce qui eut lieu en plusieurs villes d'Allemagne; la descendance de Régiomontanus s'éteignit enfin, et son corps desséché ainsi qu'on le voit, devint par la suite d'un échange scientifique la propriété d'un savant Italien, qui afin d'égayer, comme il le disait plaisamment, cette ruine humaine, lui mit des yeux de verre. Voilà l'**Histoire abracadabrante,** écrite sur un vieux papier presque illisible que nous avons trouvé dans sa caisse et que nous ne reproduisons ici, bien entendu, que sous toutes réserves et seulement à titre de curiosité, malgré que *Jérémie Bentham*, le célèbre jurisconsulte anglais en ait fait à peu près autant, en donnant au collège des chirurgiens, son corps à disséquer et sa peau à tanner pour relier ses œuvres manuscrites qu'il léguait aussi à l'école des avocats de Londres.

Quoiqu'il en soit, et dans tous les cas, ce sujet est une *curiosite scientifique du plus haut mérite*, surtout si l'on considère sa grande ancienneté, car cet homme entier a été disséqué et préparé dans tous les détails les plus intimes de son être, avec une habileté et une clarté merveilleuse que l'on ne supposait pas aux praticiens de son époque.

CURIOSITE UNIQUE AU MONDE

9. — **Un Européen** complètement tatoué en Europe et empaillé par des sauvages anthropophages.

Cet homme, présumé âgé de 45 ans, ancien soldat de la Légion étrangère, puis marin déserteur, enfin forçat évadé de Nouméa (Nouvelle-Calédonie), fut pris et assommé à coups de tomahawk, par des sauvages anthropophages de la Nouvelle-Guinée, lesquels, après l'avoir dépecé, l'empaillèrent pour conserver sa peau comme trophée de guerre, persuadés qu'ils étaient, sans doute, que les innombrables tatouages dont il était couvert étaient comme chez eux, autant de signes distinctifs portés par les grands chefs en souvenir de leurs victoires.

Trouvé plus tard par une expédition anglaise, il fut vendu à un naturaliste de Sydney (Australie), puis enfin acheté par un savant Yankee, de qui nous le tenons.

Singulière destinée de ce malheureux juif!!! Nouveau Juif Errant qui continue après sa mort à voyager sans trêve ni merci.

---

10. — Macules, connues sous les noms vulgaires d'envies, de taches de vin, etc. Un préjugé enraciné fait attribuer ces taches à une envie survenue à la mère pendant sa grossesse, tandis qu'elles ne sont en réalité occasionnées que par un excès local de la matière colorante de la peau ou par la présence d'une quantité excessive de petites veines et artères capillaires.

11. —Acné indurata. L'acné induré de la face, connu sous les noms vulgaires de couperose ou goutte-rose, provient souvent d'intempérance et surtout d'ivrognerie. Le septuagénaire ici représenté était devenu en outre complètement aliéné et gâteux par alcoolisme et enfermé dans l'hospice de Bicêtre.

12. — Acné rosacea. Variété du N° 11.

13. — Acné sebacea du nez et de la joue. Inflammation chronique des glandes sébacées (ou graisseuses et pileuses de la peau).

14. — Ictère ou **jaunisse.** Provient généralement d'une affection des conduits excréteurs de la bile, ou à la suite d'une vive affection morale, chagrin, colère, peur, etc.

15. — Teigne tondante ou herpès tonsurant.

Teigne. On appelle ainsi tout un groupe de maladies qui sous forme pustuleuse ou vésiculeuse attaque le cuir chevelu. — Quelques-unes sont contagieuses, notamment la *teigne faveuse*, caractérisée par des croûtes sèches, jaunâtres, d'une fétidité particulièrement repoussante. Certaines de ces affections sont plus spéciales à l'enfance, d'autres s'attaquent aussi bien à l'âge mûr.

PLAIES PAR ARME A FEU

16. — Orifice d'entrée d'une balle chassepot, tirée, à huit mètres de distance sur un malheureux fusilier marin, par le maître d'une maison de tolérance de Lille. Cette balle, entrée par l'omoplate gauche, traversa le poumon et coupa l'artère aorte, puis sortit sous le sein gauche (*mort foudroyante*), autopsie faite en 1870, par M. le Prof. Houzé de L'Aulnoit, médecin légiste.

17. — Orifice de sortie de cette balle, forme triangutaire étoilée.

AMPUTATIONS

18. — Coupe d'une amputation de cuisse sur un adulte, avec conservation d'une lamelle de périoste (par la méthode à deux lambeaux).

19. — Moignon d'une amputation de cuisse (par la méthode ovalaire).

20. — Moignon d'une amputation de la jambe (à la partie supérieure du mollet).

21. — Moignon d'amputation d'une partie du pied avec conservation du talon.

22. — Désarticulation du coude.

23. — Buste d'homme avec étude des **Artères, veines et nerfs de la tête et du cou**, régions sus et sous hyoïdienne et sous-clavière.

24. — Rougeole sur la face d'un enfant.

Maladie générale caractérisée par une phlegmasie ou gonflement accompagné de petites taches rouges un peu proéminentes, semblables à des morsures de puces, accompagné aussi de rhume, mal de gorge, toux, larmoiement.

NOTA. — Diète sévère en attendant la visite du médecin.

25. — **Gale** sur la main et l'avant-bras. (Musée Dupuytren.)

Cette maladie consiste en une éruption de petites pustules pleines d'une sérosité limpide, qui se montrent d'abord entre les doigts, sur les mains, les poignets, les cuisses, l'estomac, et enfin peuvent s'étendre au reste du corps, causant des démangeaisons très vives, qu'augmente la chaleur du lit. — Ces pustules sont réunies les unes aux autres par de petits sillons, tracés par le parasite qu'on y trouve, l'acare de la Gale *(acarus scabiei)*, de sorte que détruire ce parasite résume tout le traitement.

Cette maladie de peau, repoussante et intolérable peut malheureusement atteindre tout le monde accidentellement, mais la malpropreté l'engendre et la développe comme du reste une grande partie des maladies.

26. — **Ecchymoses.** Le vainqueur de la boxe, Patrick O'shaw, de Randalstown (Irlande), représenté huit jours après sa victoire, et encore porteur de la marque du mémorable coup de poing de son adversaire. Cette ecchymose est nommée vulgairement œil poché, œil au beurre noir, et en anglais familier « black-eye. »

PROTHÈSE DE LA FACE.

27. — **Portrait en cire de M. G.**, ingénieur mécanicien, *avant* la restauration complète de ses blessures, causées par l'explosion d'une chaudière à vapeur :

1° Perte de la partie antérieure du maxillaire inférieur, rendant la mastication impossible ;

2° Écoulement salivaire ;

3° Perte de l'œil.

28. — **Portrait en cire de M. G.**, ingénieur mécanicien,

après la restauration faciale faite au moyen d'un appareil buccolabial en vulcanite, avec dents artificielles, permettant la mastication et supprimant la perte salivaire, un menton en métal peint et articulé avec des élastiques en caoutchouc complète cet appareil utile et dissimule cette horrible mutilation ; un œil en émail complète cette restauration.

29. — Jambe, face interne, montrant les vaisseaux superficiels ainsi que diverses ligatures de l'artère tibiale postérieure.

MALADIE DES OS

30. — Rachitisme, affection provenant d'une perturbation de la nutrition de tous les tissus, survenant dans l'enfance et produisant à la longue toute espèce de difformités.

Jambe d'un sujet rachitique.

---

31. — Brûlure grave par le pétrole. Le célèbre Dupuytren admettait six degrés de cette lésion suivant sa profondeur. Dans les brûlures légères (1er 2e degré) le traitement par le froid produit constamment de bons effets.

Quant aux brûlures plus graves, de même que pour toutes les affections en général, nous ne pouvons donner un meilleur conseil à nos visiteurs que d'avoir recours sans perdre de temps aux lumières d'un docteur.

Voici du reste comment s'exprime à cet égard un des ouvrages scientifiques les plus estimés de notre époque et qui fait autorité pour le monde savant même ; c'est le *Dictionnaire de médecine, de Chirurgie et de Pharmacie* de MM. E. Littré et Ch. Robin, ouvrage dans lequel j'ai recueilli de très nombreux et précieux documents :

« Médecine des gens du monde,
« Médecine domestique.

« Pratique de la médecine par ceux qui ne savent rien en médecine,
« pratique dangereuse pour eux et ceux qui les entourent.
« Le péril est double : d'abord l'emploi de moyens qui ne convien-
« nent pas, puis la perte d'un temps précieux dans les affections
« graves et marchant rapidement. »

32. — Lichen simple (main).

Inflammation de la peau caractérisée par l'éruption simultanée ou successive de papules rougeâtres ou de la couleur même de la peau, le plus souvent disposées en groupes donnant lieu à de vives démangeaisons ou prurit.

33. — Nævus vasculaire mélanique (pied).

34. — Purpura hémorrhagica. On comprend sous cette dénomination plusieurs maladies qui ont pour caractère commun et générique de se manifester intérieurement par des ecchymoses (comme les taches ou coups, rouges, bleuâtres, violacés), indépendantes de violences extérieures.

35. — Prurigo, synonyme de démangeaison.

Eruption cutanée caractérisée par des papules peu saillantes.

36. — L'homme à la Fourchette. L'homme au Couteau, fatal résultat de l'introduction dans l'estomac de corps étrangers volumineux.

Le nommé Tarare, cantinier (ambulancier), à l'armée de Catalogne en 1812, était atteint d'une faim-valle et non fringalle (besoin insatiable de manger), et prétendait pouvoir, à l'instar de l'autruche, disait-il, tout digérer ; aussi faisait-il constamment des gageures, dont l'enjeu était naturellement un copieux repas, contre l'ingestion de pierres, etc., paris qu'il gagna jusqu'au jour où, ayant avalé un couteau, sa santé s'altéra rapidement, et, moins heureux que *l'homme à la fourchette*, il succomba après d'horribles souffrances, car la science n'était pas aussi avancée que de nos jours ; chacun connaît du reste l'heureuse issue de l'opération de la gastrotomie, pratiquée avec autant de talent que de bonheur sur l'homme à la fourchette par un habile chirurgien des hôpitaux de Paris.

Section du cou d'une femme guillotinée pour infanticide. Section faite entre les quatrième et cinquième vertèbres cervicales et montrant, outre la coupe des muscles de cette région, celles des artères carotides primitives et vertébrales, des veines jugulaires internes, du larynx, les cordes vocales, l'ouverture de la glotte, la trachée-artère, la glande thyroïde, l'œsophage et la moelle épinière.

37. — Côté de la tête.

38. — Côté du tronc.

39. — **Lupus hypertrophique** de la face.

40. — **Lèpre** avec divers développements de ses anneaux sur la poitrine et les seins chez une vieille femme. (Musée Dupuytren.).

Maladie écailleuse de la peau du genre de la ladrerie, de Ladre, qui est le nom vulgaire de Lazare. Le nom de Ladre fut attribué aux lépreux à cause que Lazare était supposé avoir été atteint de la Lèpre, qui ravagea au moyen âge et ravage encore quelques contrées de l'Orient, mais a à peu près disparu de nos jours de l'Europe.

41. — **Cancer du Sein** (Buste).

Cancer, mot qui en latin comme en Grec signifie crabe, écrevisse; soit que l'on ait comparé aux pattes d'un crabe les veines dilatées et tous les vaisseaux engorgés qui s'écartent en rayonnant autour d'une tumeur visible sous la peau, soit comme on l'a cru anciennement qu'un animal rongeait les parties malades.

Dans le modèle présent, le sein droit est en grande partie détruit, on aperçoit dans la cavité produite par l'ulcère à bords renversés ou taillés à pic des parties lardacées parmi la bouillie mélanique.

Le sein gauche est atteint d'une tumeur cancéreuse non ulcérée.

42. — **Dégénérescence cancéreuse gélatiniforme** de l'estomac, du foie et des intestins. (Musée Dupuytren.)

43. — **Fissures** ou **crevasses** du mamelon chez une jeune femme primipare atteinte d'un *adénome*, tumeur formée par le tissu des glandes.

Les fissures du mamelon sont en général bien plus fréquentes chez les jeunes femmes à leur premier enfant.

44. — **Abcès** d'une glande axillaire ou ganglion lymphatique.

L'abcès est toujours un amas de pus dans une cavité accidentelle dont la formation est due à la production de ce liquide au milieu des tissus.

LES PHASES DE LA GROSSESSE

JUSQU'A LA PARTURITION

(ACCOUCHEMENT NATUREL COMPRIS)

---

45. — Bassin d'une jeune femme bien conformée, qui n'a pas été mère et n'est pas enceinte.

NOTA. — Ce premier modèle est destiné à servir comme type de comparaison avec les neuf mois de la grossesse.

Le côté droit de l'utérus (ou matrice) a été enlevé afin de montrer la cavité du corps de l'utérus et celle du col, dans laquelle on voit la moitié de l'arbre de vie, puis l'ouverture nommée museau de tanche.

Un petit stylet de métal indique l'ouverture de la trompe gauche dans l'utérus, ainsi que le trajet parcouru par l'ovule lorsqu'il est expulsé de l'ovaire à l'époque de la menstruation ou après sa fécondation.

La vessie et le rectum sont entiers, mais la moitié gauche du vagin seule reste, afin de montrer dans leurs rapports respectifs la grande et la petite lèvre gauche, le clitoris, l'uréthre et le méat urinaire, les caroncules myrtiformes (débris de la membrane hymen), ainsi que les colonnes antérieure et postérieure du vagin.

Pendant sa grossesse, la femme doit être traitée avec encore plus d'égards et de douceur que d'habitude, en raison des souffrances qu'elle endure pendant ce travail immense de création qui lui donne une grande surexcitation nerveuse, des appétits dépravés ou envies de l'estomac, des dégoûts, des nausées et vomissements, et quelquefois même un trouble dans les facultés morales et intellectuelles. On doit donc lui éviter les émotions trop vives, les chagrins et les fatigues, qui pourraient avoir une influence funeste sur la santé de la mère ou celle de l'enfant.

GESTATION

Premier mois de grossesse chez une femme bien conformée et qui a déjà été mère (multipare).

L'utérus contient un embryon de cinq semaines dont la vésicule ombilicale est complètement développée et s'aperçoit à travers la membrane amnios et le liquide amniotique. La cavité du col de l'utérus commence à se dilater, mais c'est surtout pendant les derniers mois de la grossesse que cette ouverture se dilate le plus rapidement. Chez les femmes primipares (qui sont à leur premier enfant) ce travail n'a lieu qu'au moment de la parturition.

46. — Deuxième mois. — L'embryon grossit; sa tête forme plus du tiers de la grandeur totale du corps.

Les *avant-bras* et les mains sont déjà visibles (mais les doigts non séparés) et les bras manquent encore.

La vésicule ombilicale commence à se flétrir et à s'atrophier.

47. — Troisième mois. — Les doigts et les orteils de l'embryon sont déjà distincts et le cordon ombilical commence à se tourner en spirale.

La vésicule ombilicale continue à s'atrophier.

Dans cette pièce et dans les suivantes, les membranes caduques et amnios ont été arrachées en grande partie pour laisser voir le développement du fœtus).

48. — Quatrième mois. — L'embryon prend le nom de fœtus ; son sexe devient apparent, les ongles visibles, les fontanelles sont très grandes et quelques cheveux argentins commencent à paraître.

49. — Cinquième mois. — Le fœtus continue à se développer; ses mouvements qui ont commencé à se faire sentir le quatrième mois et demi, deviennent plus vigoureux.

50. — Sixième mois. — L'utérus qui était pyriforme (en forme de poire) les deux premiers mois, puis sphéroïde (rond) les troisième, quatrième et cinquième, devient de plus en plus ovoïde (forme d'œuf, jusqu'à la fin de la grossesse).

51. — Septième mois. — Aux termes du Code civil, article 312 et suivants, tout enfant né après le cent quatre-vingtième jour de gestation est réputé viable.

Le fœtus se développe de plus en plus rapidement à mesure qu'approche le terme de la grossesse, et les cheveux deviennent généralement plus foncés.

52. — Huitième mois. — Le ramollissement du col de l'utérus est complet, et la dilatation de la cavité du col est très avancée.

L'enfant est plus viable qu'à 7 mois malgré le préjugé contraire.

53. — Neuvième mois. — Au moment de la parturition (accouchement naturel), le fœtus a atteint tout son développement : la dilatation du col est complète et laisse voir la membrane caduque déchirée et l'amnios qui forment la poche des eaux.

Lorsque ces membranes se déchirent plus haut, le fœtus, en naissant, entraîne sur sa tête une partie de la caduque ; de là l'expression des matrones, qui disent que l'enfant est né coiffé.

54. — Accouchement naturel ou parturition. La présentation du sommet est la plus naturelle, et plus fréquente à elle seule que toutes les autres réunies; représenté au moment où la tête du fœtus, après avoir franchi les parties génitales, l'occiput en avant décrit *un cinquième mouvement* par lequel son occiput se trouve placé contre la face interne de la cuisse gauche et sa face contre la partie interne de la cuisse droite.

RENVERSEMENT D'UTÉRUS OU MATRICE

55.— Rétroversion à trois mois de grossesse, l'utérus écrase la base de la vessie contre le pubis et empêche la miction de l'urine, le rectum est fortement refoulé.

La version fut pratiquée avec succès chez cette femme en danger de mort par le professeur Ellerslie Wallace du Jefferson medical collège de Philadelphie (Etats-Unis d'Amérique).

56. — Fœtus, âgé d'environ quatre mois (conservé dans l'esprit de vin).

57. — Hémorrhoïdes externes considérables formant grappe autour de l'anus.

Les hémorrhoïdes ne sont que des varices des vaisseaux sanguins du pourtour de l'anus.

58.— Fistule complète (2 orifices, l'un dans le rectum, autre à la marge de l'anus.

Un abcès froid ou la présence d'un corps étranger détermine le plus souvent cette affection.

59. — Hernies. On nomme hernie toute tumeur formée par le déplacement d'un viscère qui, échappé de sa cavité naturelle par une ouverture quelconque, fait saillie extérieurement; mais on donne ce nom aux déplacements de portions d'intestins, tels que la *hernie ombilicale ou exomphale*, qui sort par l'ombilic (plus fréquente chez les femmes à cause des efforts pendant la parturition); *hernie inguinale* ou scrotale, qui sort de l'anneau inguinal et peut, faute de soins appropriés, tomber dans le scrotum ou les bourses; *la hernie crurale ou mérocèle* celle qui sort avec les vaisseaux par l'arcade crurale.

Les hernies en général proviennent de la faiblesse des tissus qui peuvent se déchirer sans causes appréciables ou le plus souvent à la suite d'efforts violents, pour enlever des fardeaux trop lourds, de faux mouvements de lutte, etc.

Ces affections doivent toujours être soignées aussitôt que l'on s'en aperçoit par l'homme de l'art qui seul peut les faire rentrer sans danger et y faire adapter les bandages convenables ; faute de cette précaution on s'expose aux hernies étranglées, à la gangrène avec terminaison prompte et fatale.

60. — Hernie triple chez la femme (Voir pour les explications à l'article ci-dessus).

ESSAIS DE SYPHILISATION OU VACCINATION SYPHILITIQUE

D'APRÈS LES PROFESSEURS BŒCK ET SPÉRINO

En Suède et en Norwège cette méthode est pratiquée comme préservatrice de la syphilis.

61. — Premier jour de l'inoculation

62. — Deuxième jour id.

63. — Troisième jour id

64. — **Quatrième jour** id.

65. — **Pustules** desséchées.

66. — **Bulle** syphilitique.

67. — **Ulcération** syphilitique simple.

68. — id. id. à bords frangés.

69. — id. id. phagédénique avec bords taillés à pic.

70. — id. id. serpigineuse, bords dentelés saillants.

71. — id. syphilitique phagédénique gangréneuse

72. — **Ulcération** fongueuse consécutive à l'inoculation.

73. — id. syphilitique, à bords calleux.

74. — id. id. avec tendance à la cicatrisation.

75. — id. id. en pleine cicatrisation.

76. — **Cicatrice** d'une ulcération syphilitique.

77. — **Manustupration ou onanisme.**

Agonie d'un jeune adolescent adonné à ce vice honteux dont les suites les plus ordinaires sont : L'abrutissement, le marasme et parfois même la mort.

78. — **Période tertiaire.** — Gomme syphilitique.

Un gommeux, surnommé le *Fanfaron du vice* (dans les hôpitaux spéciaux à ces affections, les malades ont l'habitude de se donner des surnoms ou des sobriquets pornographiques ou vulgaires), le sujet dont il s'agit, à peine sorti guéri, après de longs et douloureux traitements et régimes, revenait infecté de nouveau et faisait encore parade de sa corruption morale et physique.

79. — **Hystéroptose** ou **Chute d'utérus**, vulgairement : *Descente de matrice.*

Prolapsus et renversement de l'utérus. — Le plus souvent c'est le relâchement des parties environnantes et des ligaments de l'utérus qui favorisent ces déplacements. Lorsque toutes ces parties, fatiguées par un travail prématuré après l'accouchement restent molles et allongées, ou qu'elles sont dans un état de relâchement causé par des écoulements muqueux, la matrice s'abaisse quelquefois en totalité et descend plus ou moins bas, précédée d'un bourrelet formé par un repli du vagin. — On donne à ce genre d'Hystéroptose le nom de ***prolapsus vaginal.***

Cet accident peut aller jusqu'à la chute complète de l'*utérus* en dehors de la vulve, entraînant avec lui toute la muqueuse vaginale et la vessie.

TROISIÈME PARTIE

SPLANCHNOLOGIE

PARTIE DE L'ANATOMIE QUI TRAITE DES ORGANES VISCÉRAUX

UNE AUTOPSIE

80. — Avant de vous parler de chaque organe et viscère en particulier, permettez-moi de vous les montrer dans leur ensemble comme lorsque dans une *autopsie* le chirurgien n'a encore enlevé que la partie antérieure de la poitrine et de l'abdomen, et l'on peut voir alors dans ces cavités, de chaque côté de la poitrine, les poumons, le cœur au milieu et sa pointe dirigée à gauche, au-dessous. Le diaphragme, muscle mince qui sépare les organes de la poitrine de ceux du ventre, puis l'estomac recouvert en partie par le foie. La rate, le gros intestin ou colon transverse, enfin les intestins grêles, recouverts en partie par le péritoine et les épiploons. Le sujet que nous venons d'examiner est la première partie de **l'Autopsie** *d'un homme de* ***trente ans*** trouvé mort sur la voie publique avec de nombreuses ecchymoses et blessures profondes à la tête.

Après procès-verbal fait, constatant la levée du cadavre, c'est-à-dire son état extérieur et toutes les circonstances accessoires, *le médecin légiste* ayant été autorisé, procède à l'autopsie ou ouverture et examen minutieux des parties internes du cadavre afin de reconnaître les traces médicales que le crime a pu y laisser. Il examine les viscères afin de s'assurer si la victime était à jeun ou non au moment de l'assassinat, si elle était en état d'ébriété (ivresse) ou si on ne lui avait pas fait prendre quelque narcotique, etc., etc., toutes recherches qui contribuent puissamment à la découverte et au châtiment du criminel.

Suite de l'autopsie

EXAMEN DE L'APPAREIL DIGESTIF

81. — Tous les viscères qui composent cet appareil ayant été détachés et retirés du sujet précédent puis développés sur une table, nous allons procéder à leur examen en commençant par la *cavité buccale* ou bouche avec ses trente-deux dents autour desquelles s'ouvrent les conduits des *glandes salivaires* dont le liquide imprègne les substances alimentaires pendant le travail de la mastication et les prépare pour la digestion; puis les amygdales qui lubrifient (rendent glissant), le *pharynx* (arrière-bouche) pour faciliter le passage au bol alimentaire, lequel descend le long de *l'œsophage* et se rend dans *l'estomac*, où, après une heure et demie d'ingestion, liquides et solides commencent à se convertir en chyme, travail qui dure environ cinq heures et pendant lequel le chyme est peu à peu chassé au travers du pylore dans le *duodénum*, première partie des *intestins grêles*, où il est imprégné par deux nouveaux liquides : *la bile ou fiel*, secrétée par *le foie*, et le suc de *la glande pancréatique*.

La masse chymateuse devient alors apte à fournir le chyle, et, pendant qu'elle parcourt les intestins grêles, elle est dépouillée, par les vaisseaux chylifères et les veines, du suc réparateur, le chyle, qui se mêle ensuite au sang.

Il ne reste plus que des matières excrémentielles, inutiles à la nutrition, et qui sont rejetées au dehors après être passées de l'intestin grêle dans *le gros intestin* à l'endroit nommé valvule iléo-cœcale, ou vulgairement *barrière des apothicaires*, parce qu'elle permet bien le passage des matières solides et liquides, allant du petit dans le gros intestin, mais s'oppose au passage même des liquides d'un clystère venant en sens inverse.

Quant à la rate, qui tient à l'estomac par de nombreux vaisseaux, ses usages spéciaux sont encore à peu près inconnus.

Ainsi qu'on le voit, l'appareil digestif constitue à lui seul UN MERVEILLEUX LABORATOIRE DE CHIMIE.

Suite de l'autopsie

EXAMEN DE L'APPAREIL DE LA RESPIRATION

Et des organes de la voix chez l'homme

82 et **83**. — L'appareil de la respiration a pour but la revivification du sang par l'air atmosphérique attiré dans les poumons.

Les poumons sont mis en mouvement par la dilatation et le resserrement alternatif des côtes mues par les muscles et formant comme la carcasse d'un soufflet.

Les conduits aériens nommés bronches naissent à l'intérieur des poumons, vont en se réunissant et grossissant à la manière des branches d'arbres pour se réunir en un tronc nommé trachée-artère, laquelle est surmontée par le larynx, sur lequel on a pratiqué une coupe médiane afin de faire voir les cordes vocales, organes de la voix, puis le pharynx ou arrière-bouche, les fosses nasales. Enfin la cavité buccale, qui est commune aux organes de la respiration, de la voix et de la digestion (voir aussi le n° 81).

LA NUTRITION DE L'ENFANT DANS LE SEIN DE SA MÈRE

OU LA NATURE DÉVOILÉE DANS SES MERVEILLEUX MYSTÈRES DE REPRODUCTION

84. — En créant ce groupe splendide, l'artiste célèbre qui l'a signé a eu pour but de dévoiler, au public avide de s'initier à la physiologie, un des mystères les plus admirables du grand œuvre de la nature.

A cet effet, l'auteur, par une heureuse hypothèse, a représenté une mère, jeune et adorable femme, qui vient de mettre au monde un garçon bien portant, parfaitement conformé et de grosseur moyenne (le cordon qui les unit n'a pas encore été coupé).

La physionomie de la mère représente, par conséquent, cette expression de douce langueur qui suit l'Enfantement, et cela malgré que l'abdomen soit largement ouvert et une partie des viscères retirée, car il s'agissait de démontrer quels seraient, si l'on pouvait voir à travers une personne vivante, la situation et les rapports des organes, entre la mère et l'enfant pendant la grossesse.

Le placenta ou délivre est représenté en entier et encore adhérent à la moitié restante de l'utérus par sa face spongieuse bosselée et comme imprégnée de sang, dont une partie est renversée pour montrer les orifices de cette infinité de veines dans lesquelles le sang passe des pores de l'utérus de la mère dans le placenta qu'elles traversent en grossissant et le recouvrant d'un réseau bleuâtre; puis elles se réunissent en un seul tronc pour former la *veine ombilicale* (bleue) dont on peut suivre ici le trajet le long de l'utérus, pour passer par l'ouverture du col et les organes sexuels, puis ensuite se rendre et pénétrer par l'ombilic de l'enfant, pour de là aboutir au foie et au cœur du fœtus et se ramifier ensuite dans tout son organisme, en portant la vie et le développement avec le plus pur du sang maternel; car la partie du sang sinon impure, mais du moins inutile à l'enfant, est chassée par les contractions de son cœur dans les deux *artères ombilicales* (rouges) qui contournent en spirales la veine ombilicale, centre du *cordon ombilical*, et reportent en sens inverse ce sang devenu inutile, dans la circulation de la mère où il est de nouveau vivifié par la respiration, etc.

Tel est cet admirable fonctionnement depuis la formation du cordon ombilical, car dans les premiers mois, l'embryon ne tire sa nutrition que de la vésicule ombilicale et du liquide amniotique qui l'entoure et le pénètre.

Sur ce même modèle anatomique, *l'appareil urinaire*, dont les fonctions ont tant de rapports avec l'appareil génital et la circulation du sang, a été représenté également.

On voit *l'artère reinale* qui porte le sang au rein droit, organe dans lequel le sang est décomposé en partie en urine, laquelle se rend ensuite par les urétères dans la vessie. La vessie, on le comprend, est d'autant plus comprimée que la grossesse avance ; ce qui oblige les femmes à des mictions bien plus fréquentes.

NÉVROLOGIE

PARTIE DE L'ANATOMIE QUI TRAITE DES NERFS

---

85. — Le nerf grand sympathique de l'homme, dans tous ses rapports et communications avec les nerfs provenant du **cerveau et de la moelle épinière.**

Les savants les plus illustres, anatomistes et physiologistes français et étrangers ont tous été captivés pendant des années et restent toujours au courant des recherches et expérimentations sur le cerveau et les nerfs qui président à toutes nos fonctions et sont les organes de toutes nos jouissances comme de toutes nos douleurs.

Aussi cette étude anatomique des nerfs est-elle la plus intéressante, la plus instructive et la plus considérable à la fois qu'il soit donné à un anatomiste de préparer sur le cadavre.

De même, est-elle aussi la plus difficile à reproduire par le modelage en cire, à la main, à cause de ses détails innombrables, de leur finesse et de la variété jointe à la richesse du coloris ; ainsi que l'on peut en juger sur ce modèle, véritable chef-d'œuvre de M. Jules Talrich représentant :

Un homme de 35 ans sur lequel on a enlevé une partie des organes et un segment de chaque vertèbre de la colonne vertébrale tout en laissant les artères et les nerfs à leurs places respectives, de manière à montrer clairement les points de réunion ou de communications des deux grands centres nerveux de l'homme ; qui sont :

LE CENTRE NERVEUX ENCÉPHALO-MÉDULLAIRE, ou du cerveau et de la moelle épinière, nerfs de la vie animale *qui sont sous l'influence de la volonté de l'homme*, se distribuent aux organes des sens, la vue, l'odorat, le goût, l'ouïe et le toucher, ainsi qu'aux muscles et à la peau, leur donnant le mouvement et la sensibilité ;

ET LE NERF TRISPLANCHNIQUE OU GRAND SYMPATHIQUE, système nerveux de la vie organique, lequel au contraire *n'est pas sous l'influence de la volonté de l'homme*, mais préside aux fonctions des organes ; ses filets nerveux commencent à la racine sympathique du ganglion ophthalmique en arrière de l'œil et contre le nerf optique, et sur la carotide interne, puis se forment en cordon blanc le long du cou avec trois gros renflements grisâtres ou ganglions et se continue le long de la poitrine et des lombes, puis du sacrum, pour se terminer en se réunissant sur le coccyx avec son congénère du côté gauche. Tout le long de son parcours, ce nerf a d'autres renflements grisâtres (ganglions), plus petits que ceux du cou et situés près des têtes de côtes et vertèbres, qui ont été sciées *pour mieux laisser voir les filets de communication du grand symphatique, lesquels sortent de ces ganglions pour se réunir avec les nerfs dorsaux lombaires et sacrés* venant de la moelle épinière.

LÉGENDE. — Sur ce modèle, comme en général sur tous les autres ; sont représentés : Les nerfs en blanc, les artères en rouge, et les veines en bleu.

ANGIOLOGIE

PARTIE DE L'ANATOMIE QUI TRAITE DES VAISSEAUX SANGUINS ET LYMPHATIQUES.

---

86. — Anatomie du cœur d'un adulte, principal agent de la circulation du sang. Le cœur est séparé en deux, intérieurement comme extérieurement. Ces deux moitiés adossées s'emboîtent en quelque sorte ; la moitié du côté droit, ou cœur droit, reçoit par les veines le sang noir ou plutôt rouge foncé et la lymphe de tout le corps, lequel est ensuite chassé par une contraction du ventricule dans les poumons, où il est vivifié (hématosé) par l'air et devient rouge vermillon, puis revient au cœur gauche, d'où il est chassé à son tour par une pulsation, contraction ou systole ventriculaire, et distribue dans tous les organes les principes vivifiants absorbés durant la digestion et l'inspiration de l'air, et se chargeant en même temps des principes qui, devenus impropres à la nutrition, sont rejetés pendant l'expiration et dans l'urination. La réunion de l'appareil de la respiration joint à celui de la circulation du sang constitue bien une machine à vapeur à laquelle l'appareil digestif fournit le combustible. (Voir également le cœur et ses gros vaisseaux au n° 85.)

87. — Anatomie de l'œil humain, grossi cinq fois le diamètre nature.

Coupe médiane de l'œil gauche (partie interne), montrant la cornée, l'iris avec la pupille, les capsules avec le cristallin, l'humeur vitrée ou hyaloïde, le canal de Fontana, les procès ciliaires, la rétine membrane interne rougeâtre, avec ses vaisseaux ; la macula, la choroïde noirâtre, et la sclérotique enveloppe blanche de l'œil, le nerf optique avec son artère centrale.

VAISSEAUX LYMPHATIQUES

88. — Principaux réservoirs chylifères. Partie du tronc d'un homme de trente ans, représentant : 1° le commencement du canal thoracique (réservoir du chyle ou de Pecquet), centre commun des vaisseaux chylifères s'ouvrant dans le canal thoracique, lequel s'ouvre lui-même et se termine dans la veine sous-clavière gauche, où le chyle ou lymphe se mêle au sang ; 2° grande veine lymphatique s'ouvrant dans la veine sous-clavière droite, où le chyle se mêle, comme il est dit pour la veine gauche, veine azygos (Voir la *Circulation du sang*, n° 86).

MÉDECINE OPÉRATOIRE

LA TRANSFUSION DU SANG

89. — Le sujet sur lequel est représentée la pratique d'un des nombreux procédés de transfusion du sang est une jeune femme de dix-huit ans, rendue exsangue par une hémorrhagie considérable, survenue à la suite d'un premier accouchement laborieux, et rappelée à la vie grâce au dévouement d'un interne qui donna son sang pour sauver la malade, et à l'habileté du chirurgien de l'Hôtel-Dieu.

Cette opération consiste à faire passer le sang des veines d'un individu bien portant dans les veines d'un autre individu en danger de mort, afin de remplacer le sang que ce dernier a perdu par une hémorrhagie excessive ou tout autre cause qui l'a rendu exangue.

La transfusion avait été pratiquée et préconisée il y a plus de deux siècles, puis proscrite par arrêt du Parlement de Paris, en 1668, à cause de ses funestes résultats (dus sans doute à l'ignorance où l'on était à cette époque sur la composition du sang).

Elle fut reprise et abandonnée de nouveau à diverses époques. Enfin, de nos jours, d'habiles praticiens s'appuyant sur les découvertes de la science moderne, tentèrent de nouveau cette opération, qui eut d'heureux résultats :

1° En injectant le sang d'homme à homme et non, comme on le faisait jadis, d'animal à homme, car la composition immédiate, ainsi que la forme et le volume des globules du sang, ne sont pas les mêmes dans l'espèce humaine et chez les animaux ;

2° En tenant le sang à la température du corps au moyen d'un bain-marie ;

3° En injectant avec toutes les précautions possibles, pour ne pas pousser d'air dans les veines en même temps que le sang, etc.

---

90. — Varices. — Bras variqueux. — (Musée Dupuytren.) — Les varices sont produites par la dilatation permanente d'une ou plusieurs veines, par suite de l'accumulation du sang dans leurs cavités. — Les causes de ce désordre varient à l'infini.

91. — Elephantiasis des Arabes (de Elephant), appelé aussi mal des Barbades, cette maladie profonde paraît atteindre outre la peau, les tissus lamineux et graisseux, les vaisseaux sanguins et ganglions lymphatiques.

92. — Fœtus double autositaire n'ayant qu'un foie, un anus, et les parties génitales internes incomplètes. Les deux extrémités abdominales d'un côté sont réunies dans une seule enveloppe cutanée, mais sont terminées par dix orteils libres.

Un des fœtus est bec-de-lièvre et a le doigt auriculaire de la main droite à l'état rudimentaire.

Ce modèle et l'original ont été présentés à l'Académie de Médecine, par M. le professeur Houel.

93. Hypertrophie considérable des seins, chez une jeune fille de seize ans, sans altération de texture (Musée Dupuytren).

Hypertrophie, en grec excès de nutrition, accroissement excessif d'un organe ou d'une portion d'organe caractérisé par l'augmentation de son poids et de son volume.

94. — Elephantiasis des Grecs, ou lèpre tuberculeuse, jambe gauche. (Musée Dupuytren.) — Noms de deux maladies essentiellement différentes.

Celle ci-dessus, maladie moins grave que celle du n° 91.

95. — Goître ou Goêtre. Hypertrophie de la glande *thyroïde* ayant atteint le volume considérable de 0,35 sur 45 cent. de diamètre, et faisant littéralement le tour de la tête.

Cette affection est endémique et souvent héréditaire dans les contrées humides et froides, dans les vallées des Alpes, le bas Valais, etc. (Musée Dupuytren.)

96. — Ophthalmie Blennorrhagique, chémosis intense de l'œil gauche, avec staphylôme de la cornée droite résultant d'un premier chémosis en voie de guérison, affection communiquée par le contact des doigts souillés de pus uréthral.

97. — Ulcérations du col de l'utérus (examinées à l'aide du spéculum).

Les causes des ulcérations sont multiples et très diverses ; le plus souvent elles résultent des suites de couches.

Lorsqu'elles réclament l'emploi de la cautérisation au nitrate d'argent (pierre infernale) ou au fer rouge, les femmes, craignant une douleur horrible, se refusent longtemps à cette opération qui, en réalité et chose extraordinaire, *ne fait aucun mal.*

98. — Jeune fille tétramaze (quatre mamelles).

La nommée Adèle M., âgée de 18 ans, porte quatre mamelles, dont deux normales et deux plus petites, mais bien conformées, indépendantes des premières, et pourvues des glandes mammaires qui sècrètent le lait ; devenue mère, cette personne aurait pu allaiter alternativement son enfant avec ses quatre seins, fait extrêmement remarquable, d'autant plus que, jusqu'à ce jour, on citait bien quelques exemples de femmes ayant quatre et même six mamelons, mais incomplets, sans glandes et par conséquent stériles.

MALADIE DES OS

Nous allons maintenant offrir à vos regards toutes les maladies qui peuvent affliger l'espèce humaine, à commencer par les os, *c'est la pathologie.*

99. — Exostose éburnée du tibia.

100. — Stalactites osseuses du tibia.

101. -- Stalactites osseuses du péroné.

102. — Ankylose de l'articulation tibio-tarsienne.

103. — Carie ou nécrose du tibia.

104. — Exostose considérable de la cheville externe ou malléole. (Modèle en plâtre.)

PIEDS BOTS

Infirmité résultant de la contraction de certains muscles dont les tendons se rendent aux pieds. Cette affection devient de plus en plus rare par suite de la découverte de la ténotomie (opération sur les tendons) et des progrés de l'orthopédie.

105. — Pied varus.

106. — Pied valgus.

107. — Pied équin-valgus.

108. — Pieds fourchus. Au moyen âge un préjugé superstitieux attribuait ce vice de conformation aux démoniaques, et plus d'un malheureux atteint de cette infirmité fut sans doute accusé de sorcellerie et peut-être même brûlé vif à cause de cette infirmité.

FRACTURE DES OS

109. — Fracture de l'humérus vicieusement consolidée.

110. — **Fracture comminutive du fémur.**

111. — **Fracture du fémur**, vicieusement consolidée.

112. — **Fracture du col du fémur**, assez bien consolidée.

113. — **Fracture** en bec de flûte du tibia, vicieusement consolidée.

114. — **Fracture** bien consolidée avec son cal osseux (ou cicatrice des os après une fracture).

115. — **Fracture du tibia**, vicieusement consolidée et exostoses.

116.— **La fille P.**, aliénée.

117.— **La fille D.**, idiote.

118.— **Tête de microcéphale,** idiot.

Le crâne est ouvert pour laisser voir la petitesse extrême du cerveau; sur la joue droite est une fistule de la glande parotide.

119.— **Tête** du criminel supplicié, Troppmann.

FATALES CONSÉQUENCES DE LA DEBAUCHE

(GROUPE)

120 et **121**. — Une jeune fille séduite et atteinte de syphilis, puis abandonnée, donne avec découragement les derniers soins à son eune enfant succombant sous les ravages de ce fléau héréditaire.

Il serait bien à désirer, et l'on ne saurait trop conseiller aux jeunes gens qui en ont été victimes d'avoir assez de conscience, de loyauté, et de raison pour ne se marier qu'après *tout le temps voulu* pour une guérison radicale, suite d'un traitement approprié, dirigé par un homme de l'art, sans quoi ils s'exposent à des remords cruels et de poignants regrets non seulement pour eux-mêmes, mais pour celle à qui ils se sont unis et à leurs enfants, condamnés avant de naître à une vie de souffrance, si ce n'est à une mort lente et douloureuse.

OPÉRATION DU TRÉPAN

PAR LA

MÉTHODE CLASSIQUE

La trépanation au crâne est toujours une opération des plus graves puisqu'elle ne se pratique que sur des sujets déjà dangereusement malades, par suite de chutes, de coups violents, ou de projectiles ayant fêlé, brisé ou perforé le crâne, et déterminé un dépôt ou épanchement auquel il s'agit de donner issue ; ou bien si ce sont des esquilles d'os ou une partie d'os fracturé et enfoncé déterminant une compression cérébrale, il faut dans le premier cas, les extraire ; et dans le second, remettre en place la partie déplacée.

A cet effet :

Le chirurgien bien que le malade soit déjà dans le coma (assoupissement plus ou moins profond) le fait anesthésier (priver de la faculté complète de sentir la douleur) par l'un de ses aides, muni d'un cornet fait avec une compresse arrosée à l'intérieur de chloroforme, qu'il fait respirer de temps en temps au malade, sur l'indication qui lui en est donnée par le médecin qui tient le pouls du malade pendant toute l'opération, surveillant ainsi les pulsations ou battements de l'artère radiale ; car, sans cette précaution capitale, l'anesthésie pourrait être trop prolongée, ce qui déterminerait la mort.

Après avoir fait raser une partie du cuir chevelu, le chirurgien fait une incision cruciale (en forme de croix) sur les parties molles, jusqu'à l'os, puis les quatre lambeaux sont renversés avec le péricrâne, et l'opérateur pratique alors, suivant les cas, une ou plusieurs ouvertures avec le trépan français, instrument qui a la forme d'un vilbrequin terminé par une couronne formant scie à voie circulaire ; les rondelles d'os étant enlevées au moyen du tire-fond, on peut alors voir comme sur le présent sujet, dans la première ouverture pratiquée au crâne, la dure-mère, première membrane qui enveloppe le cerveau et sur laquelle s'aperçoit une des branches de l'artère méningée moyenne. Ces ouvertures faites, le chirurgien peut alors, à l'aide d'instruments appropriés, pratiquer l'exploration pour rechercher les esquilles, les projectiles, ou tout autre corps étranger.

En terminant les explications des sújets composant *la première partie de ce Musée*, permettez-moi, chers visiteurs, de vous informer que dans la deuxième partie

LE CABINET RÉSERVÉ

se trouve la grande collection de

MALADIES VÉNÉRIENNES — MALADIES SYPHILITIQUES
VICES DE CONFORMATION
MALADIES HONTEUSES
ET OPÉRATIONS CHIRURGICALES QUI EN RÉSULTENT

Là vous trouverez les explications sur chaque maladie, le sentiment des convenances nous ayant empêché d'entrer dans aucun détail sur ce livret; nous n'en donnerons donc ici que les noms techniques.

CABINET RÉSERVÉ

122. — **Blennorrhagie** aïgue chez l'homme.

123. — **Blennorrhagie** oculaire double.

124. — **Paraphymosis.**

125. — **Homme biviril,** vice de conformation.

126. — **Phymosis.**

127. — **Chancres mous** folliculaires.

128. — **Balano posthite** avec orchite.

129. — **Chancre phagédénique** gangréneux.

130. — **Chancre phagédénique** ayant détruit l'aile du nez.

131. — Chancres phagédéniques chez une négresse.

132. — Chancre compliqué d'abcès phlegmoneux.

133. — Lichen syphilitique.

134. — Chancre induré de la langue.

135. — Uréthrite purulente.

136. — Végétations polypiformes.

137. — Végétations.

138. — Epispadias (vice de conformation).

139. — Vulvite catarrhale.

140. — Sarcocèle encéphaloïde.

141. — Crime contre nature.

142. — Végétations, fraises, mûres, framboises.

143. — Hermaphrodite bisexuel, presque parfait.

La nature a parfois de singulières bizarreries, des anomalies étranges en produisant des êtres difformes ou hybrides avec deux têtes ou à plusieurs jambes et bras supplémentaires ou bien encore, avec les parties sexuelles mixtes, c'est-à-dire, composées des organes des deux sexes réunis mais presque toujours incomplets et stériles.

144. — Syphilide tuberculeuse.

145. — Opération de la pierre.

146. — Uréthrotomie. Incision de l'Uréthre.

147. — Amputation de la Verge au moyen de l'écraseur linéaire.

R.F.

23.630 Imp. Waltener et Cie, rue Belle-Cordière, 14. — Lyon.

www.ingramcontent.com/pod-product-compliance
Ingram Content Group UK Ltd.
Pitfield, Milton Keynes, MK11 3LW, UK
UKHW021029260726
13994UKWH00005B/2028

9 782329 389363